Alle Um Prostata Krebs

Dr. Sheila Harrison

Haftungsausschluss

Dieser Inhalt dient der allgemeinen Information über die Erkrankung und soll Sie in die Lage versetzen, bei Bedarf umgehend ärztliche Hilfe in Anspruch zu nehmen, um Komplikationen vorzubeugen. Es muss unbedingt betont werden, dass diese Informationen keinen Ersatz für die Konsultation eines qualifizierten Arztes darstellen. Der Bereich der medizinischen Wissenschaft entwickelt sich ständig weiter und aufgrund der Dynamik des medizinischen Wissens empfehlen wir, den Rat eines Experten einzuholen, wenn Sie auf Unstimmigkeiten stoßen oder beabsichtigen, auf der Grundlage der in diesem Inhalt enthaltenen Informationen Maßnahmen zu ergreifen. Missachten Sie niemals die professionelle medizinische Beratung und verzögern Sie die Behandlung niemals auf der Grundlage von Informationen, die Sie online, einschließlich dieses Materials, oder aus einer anderen Online-Quelle gelesen haben. Denken Sie immer daran, dass das Internet Sie nicht heilen kann. Heilung kommt vielmehr durch die Führung medizinischer Fachkräfte und die Vorsehung Gottes zustande.

Inhaltsverzeichnis

Überblick

Bei Männern und denjenigen, die bei der Geburt als männlich eingestuft werden, entsteht Prostatakrebs in der Prostatadrüse, die ein Bestandteil des Fortpflanzungssystems ist. Aufgrund der Tatsache, dass Prostatakrebs normalerweise langsam wächst und in der Drüse verbleibt, entscheiden sich viele Menschen für eine aktive Überwachung oder keine Behandlung. Bestrahlung und chirurgische Eingriffe sind gängige Therapien für bösartige Erkrankungen, die sich schnell entwickeln und ausbreiten. Schauen wir uns die Prostata und ihre Funktionen genauer an, bevor wir fortfahren.

Die Prostata ist ein kleines Organ mit einer Walnuss ähnlichen Form. Es befindet sich vor Ihrem Rektum und unter Ihrer Blase. Seine Hauptaufgabe während der Ejakulation besteht darin, Flüssigkeit in Ihrem Samen zu produzieren und ihn durch Ihre Harnröhre zu drücken. Es ist typisch, dass sich Ihre Prostata mit zunehmendem Alter vergrößert. Der zweithäufigste Krebs bei Männern und Frauen (AMAB) ist Prostatakrebs. Ab dem 50. Lebensjahr ist es sinnvoll, regelmäßig Prostatauntersuchungen durchführen zu lassen. Suchen Sie Ihren Arzt auf, wenn bei Ihnen Symptome auftreten, die auf ein Prostataproblem hinweisen.

Abschnitt 1

Prostata

Eine kleine Drüse, die Teil des männlichen Fortpflanzungssystems ist, ist die Prostata. Bei Männern und solchen, die bei der Geburt als männlich eingestuft werden, befindet sich die Prostata vor dem Rektum und unterhalb der Blase (AMAB). Es besteht aus Drüsengewebe und Bindegewebe. Seine Muskeln helfen dabei, den Samen durch die Harnröhre zu drücken und dem Samen Flüssigkeit hinzuzufügen. Zu den Prostataerkrankungen zählen gutartige Prostatahyperplasie, Prostatitis und bösartige Erkrankungen.

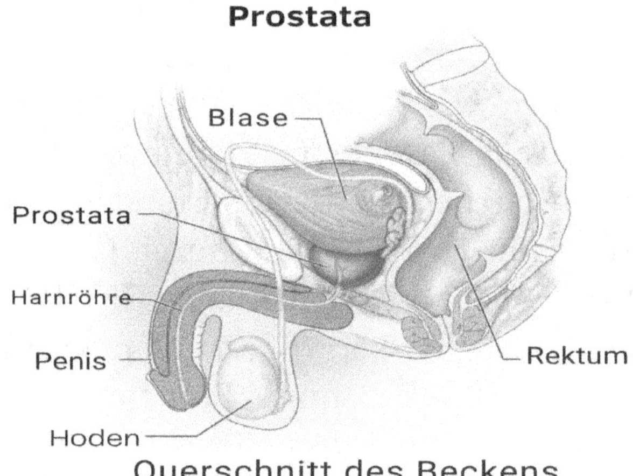

Die Muskeln Ihrer Prostata unterstützen die Ejakulation und Ihre Prostata produziert die Flüssigkeit in Ihrem Samen.

Funktion der Prostata

Was die Prostata bei einem Mann bewirkt

Ihr Ejakulat oder Sperma enthält zusätzliche Flüssigkeit aus Ihrer Prostata. Wenn Sie zum Orgasmus kommen, wird eine weißlich-graue Flüssigkeit, das sogenannte Ejakulat, aus Ihrem Penis freigesetzt. Die Flüssigkeit nährt die Samenzellen und schmiert Ihre Harnröhre (ausgesprochen „yer-ree-thru") mit Enzymen, Zink und Zitronensäure. Ihr Körper schneidet Urin und Ejakulat über einen Kanal namens Harnröhre aus.

Wenn Sie zum Orgasmus kommen, helfen die Muskeln Ihrer Prostata auch dabei, den Samen in und durch Ihre Harnröhre zu drücken.

Haben Frauen Prostata?

Nein, bei Frauen fehlt die Prostata. Skene-Drüsen kommen bei Frauen und solchen vor, die bei der Geburt als weiblich bezeichnet wurden (AFAB). Die Skene-Drüsen werden jedoch manchmal auch als weibliche Prostata-Drüse bezeichnet.

Auf beiden Seiten der Harnröhre befinden sich zwei Skene-Drüsen. Nach Ansicht medizinischer Experten erzeugen diese Drüsen eine Flüssigkeit, die die Reinigung und das Wasserlassen erleichtert. Sie könnten auch bei sexuellen Aktivitäten einen Zweck erfüllen und möglicherweise die für die weibliche Ejakulation benötigte Flüssigkeit liefern.

Anatomie der Prostata

Die Lage der Prostata im Körper

Ihre Prostata befindet sich vor Ihrem Rektum und unter Ihrer Blase. Der Kern Ihrer Prostata ist der Ort, an dem Ihre Harnröhre verläuft.

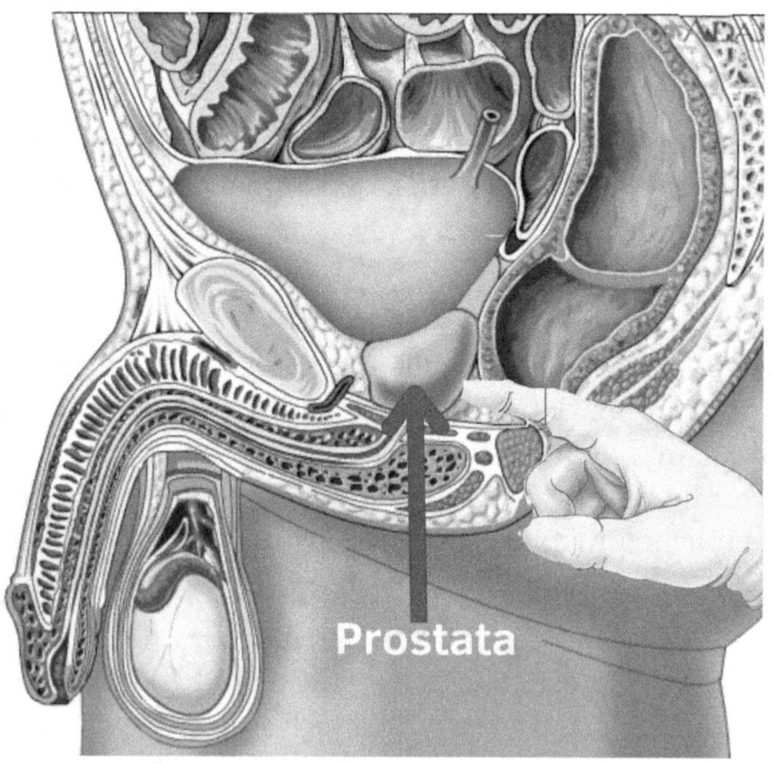

Wie sieht die Prostata aus?

Die Prostata besteht aus fünf Lappen: einem Mittellappen in der Mitte, zwei Seitenlappen an den Seiten und einem Vorder- und Hinterlappen vorne und hinten. Es besteht aus Drüsengewebe und Bindegewebe. Ihre Prostata Faszie umgibt die Prostata. Die Prostata Faszie ist eine biegsame Bindegewebsschicht.

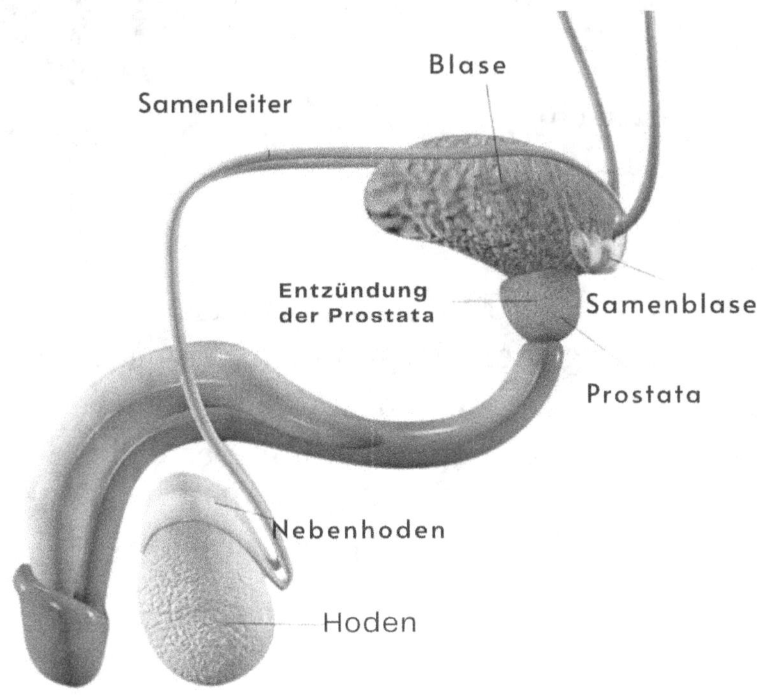

Größe der Prostata

Ihre Prostata ist etwa so groß wie eine Walnuss.

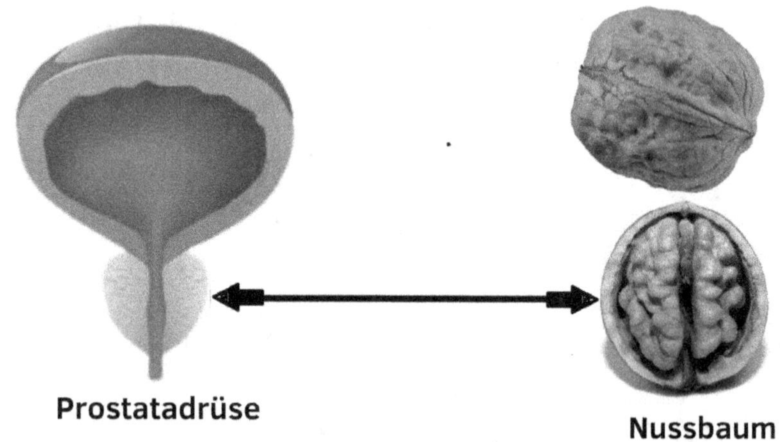

Eine gutartige Prostatahyperplasie oder eine Vergrößerung der Prostata tritt typischerweise nach dem 40. Lebensjahr auf. Sie kann die Größe einer Zitrone oder einer Walnuss erreichen. BPH oder gutartige Prostatahyperplasie ist nicht bösartig und erhöht nicht Ihr Risiko, an Prostatakrebs zu erkranken.

Prostatagewicht

Das ungefähre Gewicht Ihrer Prostata beträgt eine Unze (30 Gramm) oder fünf US-Viertel..

Bedingungen und Störungen

Häufige Erkrankungen und Beschwerden im Zusammenhang mit der Prostata

Zu den häufigsten Erkrankungen, die Ihre Prostata betreffen, gehören:

- **Prostatakrebs:** Die zweithäufigste Krankheit bei Männern und Menschen, die sich bei der Geburt als männlich identifizieren, ist Prostatakrebs (AMAB).

- **Entzündung (Prostatitis):** Es gibt vier Arten von Prostatitis, die Ihre Prostata entzünden können: asymptomatische entzündliche Prostatitis, chronische bakterielle Prostatitis, akute bakterielle Prostatitis und chronisches Beckenschmerzsyndrom (CPPS). Sowohl bei Männern als auch bei AMAB-Personen unter 50 Jahren ist es das häufigste Harnwegsproblem, während es bei den über 50-Jährigen an dritter Stelle steht.

- **Gutartige Prostatahyperplasie:** Durch BPH vergrößert sich Ihre Prostata, was zu Harnröhren Verstopfungen führen kann. Mit zunehmendem Alter kommt es bei fast allen Männern und Menschen mit AMAB zu einer gewissen Prostatavergrößerung.

Warnzeichen für Prostataprobleme

Zu den häufigsten Warnzeichen für Prostataprobleme gehören:

- Schmerzen im Penis, Hoden oder Perineum (ausgesprochen „pare-uh-nee-um"). Das Perineum ist der Bereich zwischen Ihrem Hoden und Ihrem Rektum.

- Häufiger Harndrang.

- Schmerzen beim Pinkeln (Dysurie) oder Ejakulation.

- Langsamkeit oder Tröpfeln Ihres Urinstrahls.

- Schwierigkeiten, mit dem Pinkeln anzufangen.

- Häufiges Bedürfnis, nachts aufzustehen, um zu pinkeln.

- Erektile Dysfunktion (ED).

- Blut im Urin oder Sperma (Hämatospermie).

- Schmerzen im unteren Rücken, in der Hüfte oder in der Brust.

Gängige Tests, die den Zustand der Prostata überprüfen

Zu den gängigen Tests zur Überprüfung Ihrer Prostatagesundheit gehören:

- **Digitale rektale Untersuchung:** Ihr Arzt führt einen behandschuhten, geschmierten Finger in Ihr Rektum ein und tastet Ihre Prostata ab. Beulen oder harte Stellen können auf Krebs hinweisen.

- **Prostata-spezifischer Antigen-Bluttest:** Ihre Prostata produziert ein Protein namens Protein spezifisches Antigen (PSA). Erhöhte PSA-Werte können auf Krebs hinweisen. Der PSA-Wert kann auch ansteigen, wenn Sie an BPH oder Prostatitis leiden.

- **Biopsie:** Ihr Arzt nimmt mit einer Nadel eine Probe Ihres Prostatagewebes. Ein Gesundheitsdienstleister untersucht die Probe unter einem Mikroskop in einem Labor.

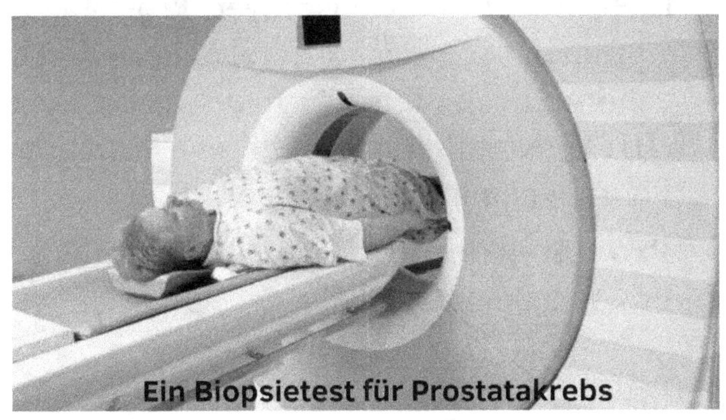

Ein Biopsietest für Prostatakrebs

Behandlungen für Prostata

Die Behandlung der Prostata hängt von der Art Ihrer Erkrankung ab.

Prostatakrebs

- **Aktive Überwachung:** Um das Fortschreiten der Krebserkrankung zu verfolgen, werden alle ein bis drei Jahre Vorsorgeuntersuchungen, Scans und Biopsien durchgeführt.

- **Brachytherapie:** Die interne Strahlenbehandlung erfolgt in Form der Brachytherapie. Strahlungssumme werden von Ihrem Arzt in Ihre Prostata eingeführt. Durch die Samen bleibt das gesunde Gewebe rund um die Samen erhalten.

- **Kunsttherapie:** Die fokale Therapie konzentriert sich auf die Behandlung nur des krebsartigen Bereichs Ihrer Prostata. Zu den Optionen der fokalen Therapie gehören:hochintensiver fokussierter Ultraschall (HIFU),Kryotherapie, Laser Ablation und Photodynamische Therapie (PDT).

- **Prostatektomie:** Ihr Arzt entfernt Ihre Prostata operativ.

Prostatitis

Abhängig von der Art und Ursache Ihrer Prostatitis kann Ihr Arzt Folgendes vorschlagen:

- **Medikamente:** Einige Medikamente helfen, die Muskeln um Ihre Prostata und Blase zu entspannen und so den Urinfluss zu verbessern. Antibiotika helfen dabei, Infektionen verursachende Bakterien abzutöten.

- **Stressbewältigung:** Beratung für Angst und Depression kann helfen, die Symptome zu lindern.

- **Übungen:** Beckenbodenübungen können helfen, Muskelkrämpfe zu reduzieren oder zu beseitigen.

Gutartige Prostatahyperplasie

- **Medikamente:** Die Hormone, die das Wachstum Ihrer Prostata antreiben, können durch Medikamente gehemmt werden.

- **Operation:** Das Prostatagewebe, das den Urinfluss behindert, kann operativ entfernt werden.

- **Wasserdampf-Therapie:** Ein Arzt führt durch die Harnröhre ein Instrument in Ihre Prostata ein. Das Gerät gibt Dampf ab, der Ihre Prostata verkleinert und Prostatazellen zerstört.

Halten Sie Ihre Prostata gesund

Helfen Sie, Ihre Prostata gesund zu halten, indem Sie:

- **Regelmäßige Prostatauntersuchungen:** Die meisten Menschen sollten mit den Tests im Alter von 50 Jahren beginnen. Ein früher Beginn der Tests ist eine gute Idee, wenn in der Familienanamnese Prostatakrebs aufgetreten ist.

- **Regelmäßiges Training:** Wer sich mehr körperlich betätigt, hat ein geringeres Risiko, an BPH zu erkranken.

- **Gesunde Ernährung:** Der Verzehr der richtigen Menge an Obst, Gemüse und magerem Eiweiß kann zur Förderung der Prostata Gesundheit beitragen.

- **Verzicht auf Tabakwaren:** Das Rauchen von Waren kann Ihr Risiko für Prostatakrebs erhöhen.

Kann ich mit Nahrungsergänzungsmitteln eine gesunde Prostata bekommen?

Über Nahrungsergänzungsmittel liegen nicht viele Informationen vor, da sie von der FDA-Zulassungspflicht ausgenommen sind und keine klinischen Studien durchlaufen müssen. Die meisten Menschen werden durch die Einnahme von Nahrungsergänzungsmitteln keine Verbesserung ihrer Prostatagesundheit feststellen, sie können jedoch geringfügige Vorteile mit sich bringen.

Zusätzliche häufige Fragen

Kann man ohne Prostata leben?

Es ist möglich, ohne Prostata zu überleben.

Wenn Sie an Prostatakrebs leiden, entscheiden Ihr Arzt und Sie möglicherweise, Ihre Prostata vollständig zu entfernen. Das Fehlen der Prostata geht häufig mit ED und unwillkürlichem Wasserlassen einher.

Wie fühlt sich meine Prostata an?

Obwohl Sie Ihre Prostata nicht berühren können, können Sie sie entweder von innen durch Ihr Rektum oder von außen von der Außenseite Ihres Körpers aus spüren. Der hintere Teil Ihres Perineums, der Ihrem Rektum am nächsten liegt, ist der beste Ort, um Ihre Prostata zu ertasten. An dieser Stelle überwiegen nicht Gewebe, sondern Nerven und Venen. Sie sollten eine weiche, gummiartige Prostata spüren.

Darüber hinaus ermöglicht es Ihnen, Ihr Rektum, Ihre Prostata direkter zu spüren. Etwa fünf Zentimeter Ihres Rektums werden von Ihrer Prostata eingenommen. Es fühlt sich gummiartig oder matschig an und befindet sich zwischen Ihrem Penis und Ihrem Rektum.

Der Harndrang kann plötzlich auftreten, wenn Sie Ihre Prostata innerlich oder äußerlich berühren.

Die Stimulation der Prostata ist für viele Menschen ein sexuelles Vergnügen. Allerdings ist eine Selbstuntersuchung keine zuverlässige Methode, um den Zustand Ihrer Prostata zu beurteilen. Sprechen Sie mit einem medizinischen Experten, wenn Sie Bedenken hinsichtlich der Gesundheit Ihrer Prostata haben. Sie sind in der Lage, die Situation Ihrer Prostata genau einzuschätzen und auf alle Ihre Fragen zu reagieren.

Die Prostata ist ein kleines Organ mit einer Walnuss ähnlichen Form. Es befindet sich vor Ihrem Rektum und unter Ihrer Blase. Seine Hauptaufgabe während der Ejakulation besteht darin, Flüssigkeit in Ihrem Samen zu produzieren und ihn durch Ihre Harnröhre zu drücken. Es ist typisch, dass sich Ihre Prostata mit zunehmendem Alter vergrößert. Der zweithäufigste Krebs bei Männern und Frauen (AMAB) ist Prostatakrebs. Ab dem 50. Lebensjahr ist es sinnvoll, regelmäßig Prostatauntersuchungen durchführen zu lassen. Suchen Sie Ihren Arzt auf, wenn bei Ihnen Symptome auftreten, die auf ein Prostataproblem hinweisen.

Sektion 2

Prostatischer Krebs

In der Prostata, einer kleinen Walnuss- förmigen Drüse, die man bei Männern und solchen findet, die bei der Geburt als männlich eingestuft wurden (AMAB), beginnt Prostatakrebs zu wachsen. Es befindet sich vor dem Rektum und unterhalb der Blase. Diese kleine Drüse sondert eine Flüssigkeit ab, die sich mit dem Samen verbindet, um die Gesundheit der Spermien während der Befruchtung und Schwangerschaft aufrechtzuerhalten.

Eine gefährliche Erkrankung ist Prostatakrebs. Glücklicherweise erhalten die meisten Patienten mit Prostatakrebs eine Diagnose, bevor die Krebszellen die Prostata verlassen. Dieses Behandlungs Stadium führt normalerweise zur Beseitigung des Krebses.

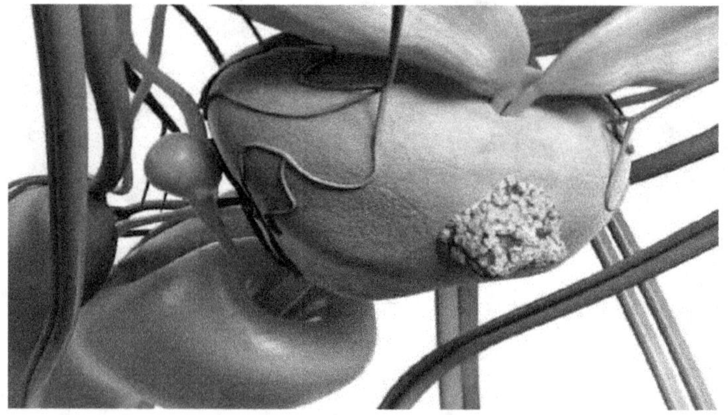

Krebszelle, die sich auf der Prostatadrüse entwickelt

Arten von Prostatakrebs

Das Adenokarzinom ist die häufigste Krebsart, die bei Vorliegen eines Prostatakrebses diagnostiziert wird. Es beginnt in den Drüsen, die Ihre Organe begrenzen. Prostata-, Lungen-, Bauchspeicheldrüsen-, Magen- und Darmkrebs gehören zu den häufigsten Arten von Adenokarzinomen. Wie Ihre Prostata können auch andere Drüsen, die Flüssigkeit abgeben, Adenokarzinome in ihren Zellen entwickeln. Selten verursachen verschiedene Zellarten Prostatakrebs.

Zu den selteneren Arten von Prostatakrebs gehören:

- Kleinzellige Karzinome.
- Übergangszellkarzinome.
- Neuroendokrine Tumoren.
- Sarkome.

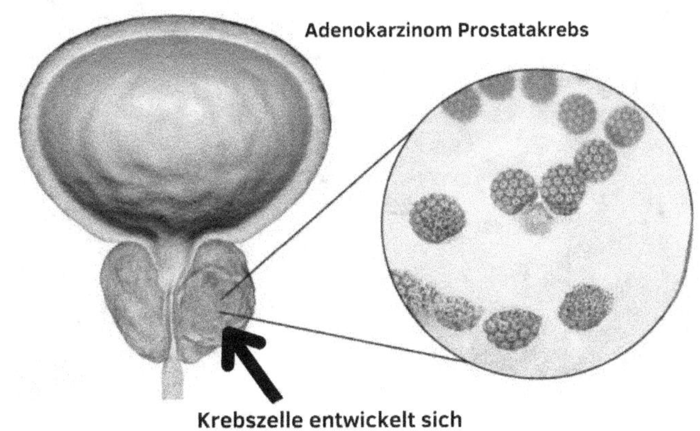

Wie häufig kommt Prostatakrebs vor?

Der am häufigsten auftretende Krebs bei Männern und Personen bei AMAB ist Prostatakrebs, der nach Hautkrebs an zweiter Stelle steht. Die US-amerikanischen Zentren für die Kontrolle und Prävention von Krankheiten (CDC) schätzen, dass 13 von 100 Personen mit Prostatakrebs irgendwann an Prostatakrebs erkranken. Die Mehrheit wird ein normales Leben führen und am Ende an Ursachen sterben, die nichts mit Prostatakrebs zu tun haben. Manche Menschen benötigen keine Pflege.

Dennoch fordert Prostatakrebs jedes Jahr das Leben von fast 34.000 Amerikanern.

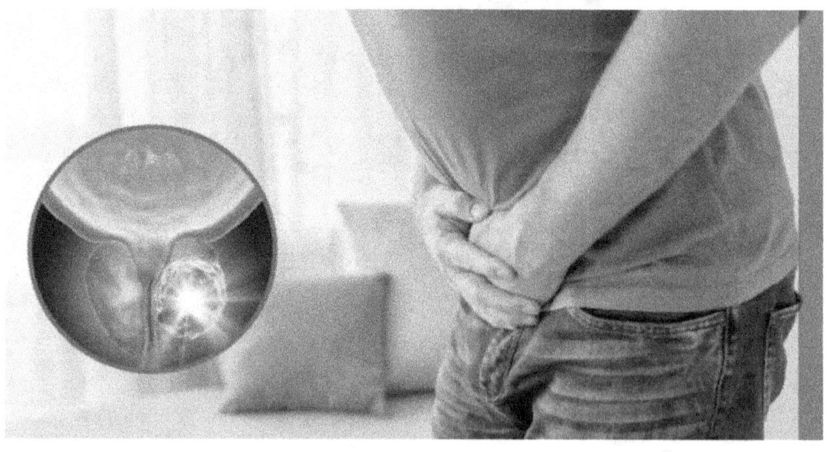

Symptome und Ursachen

Symptome von Prostatakrebs

Die meisten Prostatakrebs-Erkrankungen entwickeln sich schleichend innerhalb der Prostatadrüse.

Bei Prostatakrebs im Frühstadium treten selten Symptome auf. Wenn sich der Zustand verschlechtert, können mehrere Probleme auftreten:

- Häufiges Wasserlassen, manchmal dringend, besonders nachts
- Schwacher Urinfluss oder Urinfluss, der anfängt und stoppt.
- Schmerzen oder Brennen beim Pinkeln (Dysurie).
- Verlust der Blasenkontrolle (Harninkontinenz).

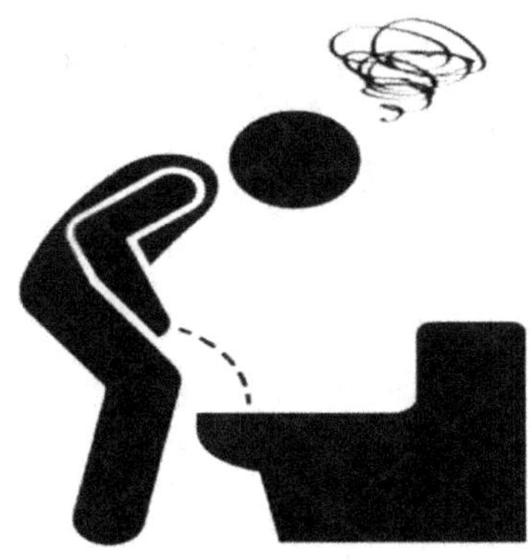

- Verlust der Darmkontrolle (Stuhlinkontinenz).

- Schmerzhafte Ejakulation und erektile Dysfunktion (ED).

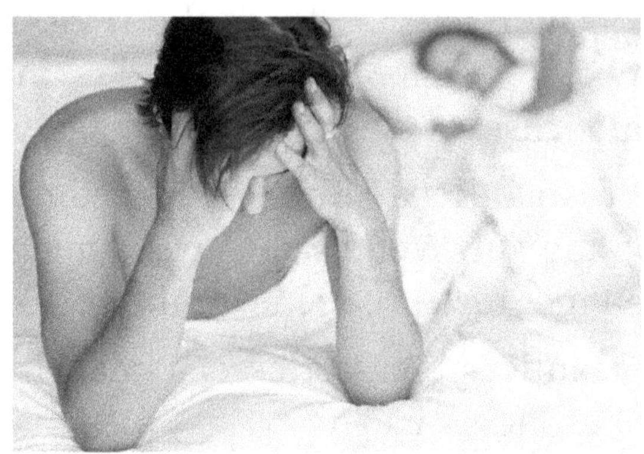

- Blut im Sperma (Hämatospermie) oder pinkeln.

- Schmerzen im unteren Rücken, in der Hüfte oder in der Brust.

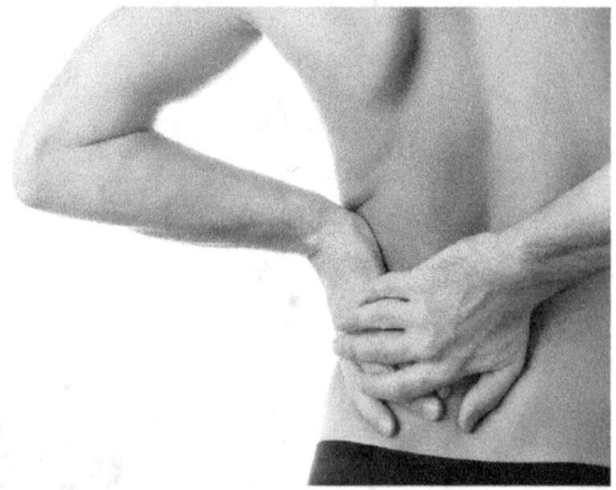

Deuten Probleme mit der Prostata normalerweise auf Prostatakrebs hin?

Nicht jede Prostata-Entwicklung ist krebsartig. Auch die folgenden Erkrankungen können Symptome hervorrufen, die denen von Prostatakrebs ähneln:

- **Benigne Prostatahyperplasie (BPH):** Fast alle Männer mit Prostata entwickeln schließlich eine benigne Prostatahyperplasie (BPH). Durch diese Erkrankung vergrößert sich Ihre Prostata, Ihr Krebsrisiko steigt jedoch nicht.

- **Prostatitis:**Bei einer vergrößerten Prostata handelt es sich höchstwahrscheinlich um eine Prostatitis, wenn Sie unter 50 Jahre alt sind. Eine gutartige Krankheit namens Prostatitis führt dazu, dass sich Ihre Prostatadrüse ausdehnt und sich entzündet. Häufig sind Infektionen mit Bakterien die Ursache.

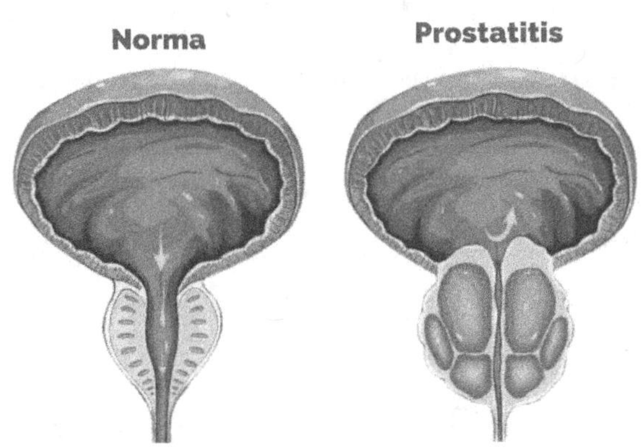

Verursacht Prostatakrebs

Was dazu führt, dass sich Zellen in Ihre Prostata in Krebszellen verwandeln, ist Experten unbekannt. Prostatakrebs entsteht wie andere Krebsarten durch eine ungewöhnlich schnelle Zellteilung. Im Gegensatz zu normalen Zellen gehen Krebszellen nicht endgültig zugrunde. Sie entwickeln sich vielmehr und vermehren sich zu einer Ausbuchtung, die als Tumor bezeichnet wird. Der Tumor kann fragmentieren und sich auf andere Bereiche Ihres Körpers ausbreiten, wenn die Zellen größer werden (metastasieren).

Glücklicherweise breitet sich Prostatakrebs oft langsam aus. Bevor der Krebs die Prostata überwunden hat, werden die meisten Tumoren diagnostiziert. Dieses Stadium des Prostatakrebses ist gut heilbar.

Risikofaktoren für Prostatakrebs

Zu den häufigsten Risikofaktoren gehören:

- **Alter:** Mit zunehmendem Alter steigt das Risiko. Wenn Sie über 50 Jahre alt sind, ist die Wahrscheinlichkeit einer Diagnose höher. Prostatakrebs betrifft in etwa 60 % der Fälle Erwachsene über 65 Jahre.

- **Rasse und ethnische Zugehörigkeit:** Wenn Sie Afroamerikaner oder Schwarzer sind,

sind Ihre Chancen höher. Es ist wahrscheinlicher, dass bei Ihnen Prostatatumoren auftreten, die sich leichter ausbreiten. Auch bei Menschen unter 50 Jahren ist die Wahrscheinlichkeit höher, dass Prostatakrebs auftritt.

- **Familiengeschichte von Prostatakrebs:** Wenn ein naher Verwandter bereits an Prostatakrebs erkrankt ist, ist das Risiko, daran zu erkranken, zwei- bis dreimal höher.

- **Genetik:** Das Lynch-Syndrom und erbliche Mutationen in den Genen BRCA1 und BRCA2, die mit einem erhöhten Brustkrebsrisiko verbunden sind, erhöhen Ihr Risiko.

Obwohl die Beweise widersprüchlich sind, haben einige Studien zusätzliche Risikofaktoren für Prostatakrebs gefunden. Zu den weiteren möglichen Risikofaktoren gehören:

- Rauchen.

- Prostatitis.

- Einen BMI > 30 haben (Fettleibigkeit).

- Sexuell übertragbare Infektionen (STIs).

- Exposition gegenüber Agent Orange (eine Chemikalie, die während des Vietnamkrieges verwendet wurde).

Diagnose und Tests

Diagnose Prostatakrebs

Tests können bei der Früherkennung von Prostatakrebs helfen. Wenn Ihr Risiko durchschnittlich ist, werden Sie Ihren ersten Screening-Test höchstwahrscheinlich im Alter von 55 Jahren durchführen lassen. Wenn Sie zu einer Hochrisikogruppe gehören, müssen Sie möglicherweise frühzeitig Tests durchführen. Typischerweise enden die Vorsorgeuntersuchungen etwa im Alter von 70 Jahren.

Sollten Untersuchungen ergeben, dass Sie möglicherweise Prostatakrebs haben, sind möglicherweise weitere Tests oder Eingriffe erforderlich.

Screening-Tests für Prostatakrebs

Screening-Tests können zeigen, ob Sie Anzeichen von Prostatakrebs haben, die weitere Tests erfordern.

- **Digitale rektale Untersuchung:** Ihr Arzt führt einen behandschuhten, geschmierten Finger in Ihr Rektum ein und tastet Ihre Prostata ab. Beulen oder harte Stellen können auf Krebs hinweisen.

- **Bluttest auf Prostataspezifisches Antigen (PSA):** Die Prostata produziert ein Protein namens protein spezifisches Antigen (PSA).

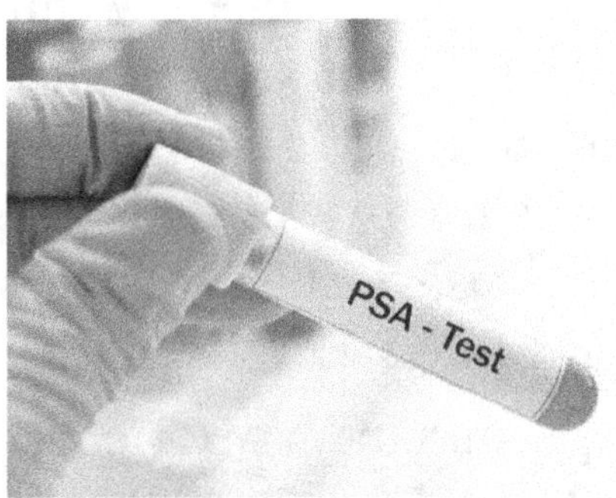

Hohe PSA-Werte können auf Krebs hinweisen. Die Werte steigen auch an, wenn Sie an harmlosen Erkrankungen wie BPH oder Prostatitis leiden.

Diagnoseverfahren für Prostatakrebs

Eine schlüssige Diagnose von Prostatakrebs ist nicht bei jedem Patienten notwendig, bei dem die Wahrscheinlichkeit groß ist, dass er erkrankt ist. Wenn Ihr Arzt beispielsweise der Meinung ist, dass sich Ihr Tumor nicht schnell genug entwickelt, um eine Therapie erforderlich zu machen, kann er entscheiden, zusätzliche Tests zu verschieben. Wenn es aggressiver ist, sich also schnell entwickelt oder ausbreitet, sind möglicherweise zusätzliche Tests erforderlich, beispielsweise eine Biopsie.

Eine schlüssige Diagnose von Prostatakrebs ist nicht bei jedem Patienten notwendig, bei dem die Wahrscheinlichkeit groß ist, dass er erkrankt ist. Beispielsweise könnte Ihr Arzt entscheiden, keine zusätzlichen Tests anzuordnen, wenn Ihr Tumor langsam wächst und nicht signifikant genug ist, um eine Behandlung zu benötigen. Wenn es aggressiver ist, sich also schnell entwickelt oder ausbreitet, sind möglicherweise zusätzliche Tests erforderlich, beispielsweise eine Biopsie.

- **Bildgebung:** Auf einem MRT oder transrektalen Ultraschall kann Ihre Prostata zusammen mit allen verdächtigen Stellen, die krebsartig sein könnten, gesehen werden. Ihr Arzt kann die Ergebnisse Ihrer bildgebenden Untersuchungen verwenden, um zu entscheiden, ob eine Biopsie durchgeführt werden soll.

- **Biopsie:** Bei einer Nadelbiopsie wird von einem Mediziner eine Gewebeprobe genommen, um diese im Labor auf Bösartigkeit zu testen. Die einzige zuverlässige Methode zur Bestimmung der genauen Aggressivität von Prostatakrebs ist eine Biopsie. Anhand des biopsierten Gewebes könnte Ihr Arzt genetische Tests durchführen. Bestimmte Krebszellen reagieren aufgrund bestimmter Merkmale (z. B. Mutationen) günstiger auf bestimmte Behandlungen.

Grade und Stadien von Prostatakrebs

Der Gleason-Score und das Krebsstadium werden von Medizinern verwendet, um das Ausmaß Ihrer Krebserkrankung und die Art der Therapien, die Sie benötigen, einzuschätzen.

Gleason-Score

Ihr Arzt kann die Anomalie Ihrer Krebszellen anhand des Gleason-Scores beurteilen. Ihr Gleason-Score steigt mit der Anzahl Ihrer abnormalen Zellen. Ihr Arzt kann die Aggressivität oder den Grad Ihres Krebses anhand des Gleason-Scores beurteilen.

Stadieneinteilung von Prostatakrebs

Ihr Arzt kann das Ausmaß und den Fortschritt Ihrer Krebsausbreitung anhand der Krebs-Einstufung beurteilen. Möglicherweise haben Sie einen lokalisierten Krebs in Ihrer Prostata, einen regionalen Krebs, der in umliegende Strukturen eindringt, oder einen metastasierten Krebs, der sich auf andere Organe ausbreitet. Lymphknoten und Knochen sind die häufigsten Ausbreitungsraten von Prostatakrebs. Neben anderen Organen können auch Ihre Leber, Ihr Gehirn und Ihre Lunge davon betroffen sein.

Management und Behandlung

Behandlung und Management von Prostatakrebs

Ihr allgemeiner Gesundheitszustand, das Vorhandensein und die Geschwindigkeit des Krebswachstums sowie andere Faktoren wirken sich alle auf Ihren Therapieverlauf aus. Urologen, Radioonkologen und medizinische Onkologen sind nur einige der medizinischen Fachkräfte, mit denen Sie je nach Behandlungsverlauf zusammenarbeiten könnten. Für die meisten Fälle einer Prostatakrebs-Diagnose im Frühstadium steht eine Behandlung zur Verfügung.

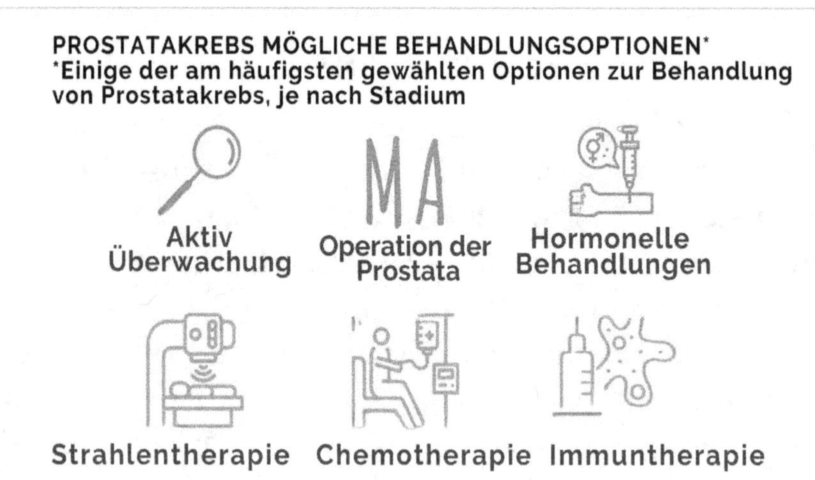

Spezifische Verfahren verwendet

Überwachung

Wenn Ihr Krebs langsam wächst und sich nicht ausbreitet, kann Ihr Arzt Sie eher beobachten als behandeln.

- **Aktive Überwachung:** Alle ein bis drei Jahre unterziehen Sie sich Vorsorgeuntersuchungen, Scans und Biopsien, um das Fortschreiten der Krebserkrankung zu verfolgen. Wenn der Krebs auf Ihre Prostata beschränkt ist, langsam wächst und keine Symptome verursacht, ist eine aktive Überwachung am effektivsten. Ihr Arzt kann mit der Behandlung beginnen, wenn sich Ihr Problem verschlimmert.

- **Wachsames Warten:** Während wachsames Abwarten und aktive Überwachung vergleichbar sind, wird wachsames Abwarten häufiger bei Krebspatienten eingesetzt, die gebrechlich sind und deren Besserung durch die Behandlung unwahrscheinlich ist. Auch Tests finden weitaus seltener statt. Die Behandlungen konzentrieren sich in der Regel auf die Symptombehandlung und nicht auf die Beseitigung des Tumors.

Operation

Bei einer radikalen Prostatektomie wird eine beschädigte Prostatadrüse entfernt. Wenn ein Prostatakrebs erfolgreich entfernt wird, breitet er sich normalerweise nicht aus. Wenn Ihr Chirurg glaubt, dass dieses Verfahren für Sie von Vorteil wäre, kann er Sie über die optimale Entfernung Technik beraten.

- **Offene radikale Prostatektomie:** Ihre Prostata wird von Ihrem Arzt durch einen einzigen Bauchschnitt entfernt, der vom Bauchnabel bis zum Schambein verläuft. Im Vergleich zu weniger invasiven Verfahren wie der robotergestützten Prostatektomie ist diese Technik weniger verbreitet.

- **Roboterbasierte radikale Prostatektomie:** Bei einer robotergestützten radikalen Prostatektomie kann Ihr Chirurg über mehrere mikroskopische Einschnitte operieren. Sie verwenden eine Konsole, um ein Robotersystem zu steuern, anstatt direkt zu arbeiten.

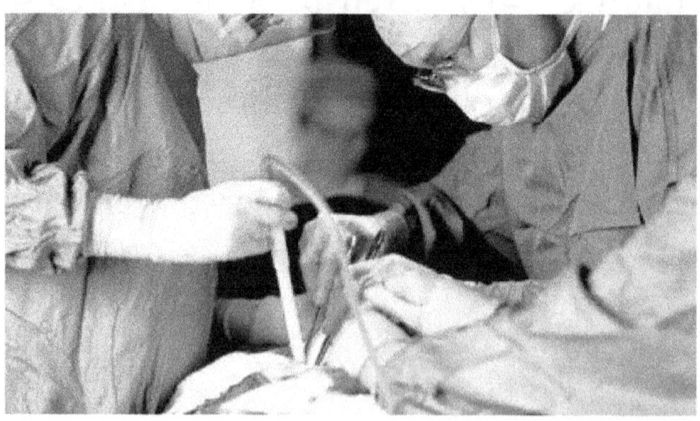

Strahlentherapie

Die Strahlentherapie kann allein oder in Verbindung mit anderen Behandlungen zur Behandlung von Prostatakrebs eingesetzt werden. Darüber hinaus kann die Bestrahlung die Symptome lindern.

- **Brachytherapie:** Die Brachytherapie ist eine Form der inneren Strahlentherapie, bei der radioaktive Seeds in Ihre Prostata eingeführt werden. Mit dieser Methode werden Krebszellen eliminiert, ohne das umliegende gesunde Gewebe zu schädigen.

- **Externe Strahlentherapie:** Bei der externen Strahlentherapie (EBRT) werden starke Röntgenstrahlen von einem Gerät auf den Tumor gerichtet. Mit speziellen EBRT-Techniken wie IMRT können hohe Strahlendosen auf den Tumor gerichtet werden und gleichzeitig gesundes Gewebe schützen.

Systemische Therapien

Wenn der Krebs über Ihre Prostata hinaus fortgeschritten ist, schlägt Ihr Arzt möglicherweise systemische Behandlungen vor. Bei der systemischen Therapie werden Chemikalien in Ihrem Körper abgegeben, um Krebszellen entweder abzutöten oder ihr Wachstum zu stoppen.

- **Hormontherapie:** Testosteron stimuliert die Vermehrung von Krebszellen. In der Hormontherapie werden Medikamente eingesetzt, um der Wirkung von Testosteron entgegenzuwirken und das Wachstum von Krebszellen zu fördern. Die Medikamente wirken, indem sie entweder Ihren Testosteronspiegel senken oder verhindern, dass Testosteron die Krebszellen erreicht. Alternativ kann Ihr Arzt eine Orchiektomie empfehlen, bei der Ihre Hoden entfernt werden, um die Produktion von Testosteron zu stoppen. Wer keine Medikamente einnehmen möchte, kann sich für diese Operation entscheiden.

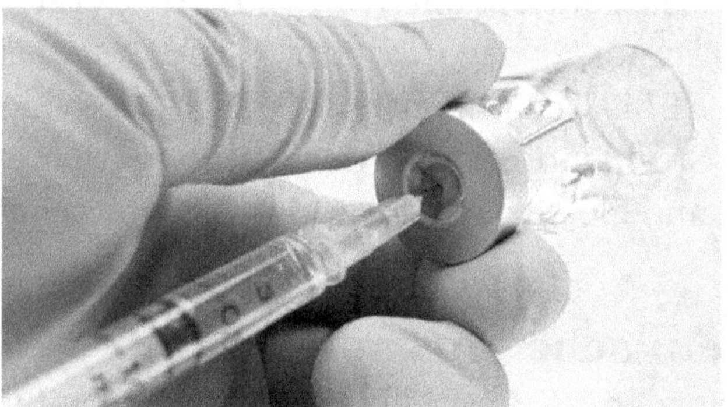

- **Chemotherapie:** Eine Chemotherapie tötet Krebszellen mit Medikamenten ab. Wenn Ihr Krebs über Prostata hinaus fortgeschritten ist, können Sie zusätzlich zur Chemotherapie mit einer Hormontherapie behandelt werden.

- **Immuntherapie:** Ihr Immunsystem wird durch eine Immuntherapie gestärkt und ist dadurch besser in der Lage, Krebszellen zu erkennen und zu bekämpfen. Ihr Arzt kann Ihnen eine Immuntherapie empfehlen, um fortgeschrittenen Krebs oder wiederkehrenden Krebs zu behandeln, bei dem es sich um Krebs handelt, der für eine Weile verschwindet, bevor er wieder auftritt.

- **Gezielte Therapie:** Um die Vermehrung von Krebszellen zu stoppen, konzentriert sich die gezielte Therapie auf genetische Veränderungen (Mutationen), die dazu führen, dass gesunde Zellen zu Krebszellen werden. Prostatakrebspatienten mit BRCA-Genmutationen werden mit gezielten Behandlungen behandelt, die Krebszellen abtöten.

Kunsttherapie

Eine neuere Behandlungsart, die bösartige Tumore in der Prostata beseitigt, wird als fokale Therapie bezeichnet. Diese Behandlung kann Ihnen Ihr Arzt vorschlagen, wenn das Krebsrisiko gering ist und sich nicht ausgebreitet hat. Viele dieser medizinischen Verfahren gelten noch immer als experimentell.

- **Hochintensiver fokussierter Ultraschall (HIFU):** Starke Hitze, die durch hochintensive Schallwellen erzeugt wird, zerstört Prostatakrebszellen.

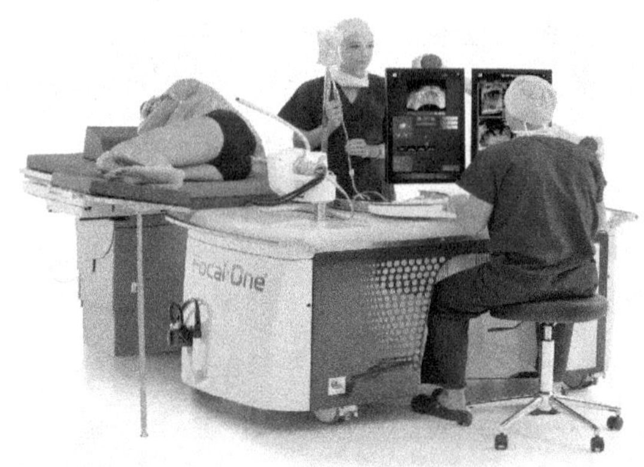

- **Kryotherapie:** Die Krebszellen Ihrer Prostata werden durch kalte Gase eingefroren, wodurch der Tumor entfernt wird.

- **Laserablation:** Auf den Tumor gerichtete intensive Hitze tötet Krebszellen in Ihrer Prostata ab und zerstört den Tumor.

- **Photodynamische Therapie:** Medikamente machen Krebszellen empfindlicher gegenüber bestimmten Lichtwellenlängen. Ein Gesundheitsdienstleister setzt Krebszellen in diesen Lichtwellenlängen aus und tötet so die Krebszellen ab.

Nebenwirkungen der Behandlung von Prostatakrebs

Mögliche Nebenwirkungen sind:

- **Inkontinenz:** Wenn Sie lachen, husten oder den plötzlichen Harndrang verspüren, auch wenn Ihre Blase nicht voll ist, kann es zu Urinaustritt kommen. Ohne Behandlung bessert sich dieses Problem häufig in den ersten sechs bis zwölf Monaten.

- **Erektile Dysfunktion (ED):** Die Erektionsnerven in Ihrem Penis können durch Bestrahlung, Operationen und andere medizinische Eingriffe geschädigt werden, was Ihre Fähigkeit, eine Erektion zu erreichen und aufrechtzuerhalten, beeinträchtigen kann. Die Wiederherstellung der Erektionsfähigkeit dauert normalerweise ein oder zwei Jahre, manchmal sogar weniger Zeit. Medikamente wie Tadalafil (Cialis®) oder Sildenafil (Viagra®) können in der Zwischenzeit helfen, indem sie die Durchblutung Ihres Penis steigern.

- **Unfruchtbarkeit:** Unfruchtbarkeit kann durch Behandlungen entstehen, die Ihre

Fähigkeit zur Ejakulation oder Spermienproduktion beeinträchtigen. Vor Beginn der Therapie können Sie bei einem späteren Kinderwunsch Sperma in eine Samenbank einlagern. Nach der Behandlung kann eine Samengewinnung erforderlich sein. Speziell für diesen Eingriff werden Spermien aus Hodengewebe entnommen und dann in die Gebärmutter Ihrer Partnerin eingebracht.

Wenn bei Ihnen Nebenwirkungen durch Ihre Medikamente auftreten, sprechen Sie mit Ihrem Arzt. Sie können häufig Behandlungen und Medikamente vorschlagen, die hilfreich sein können.

Verhütung

Prävention von Prostatakrebs

Prostatakrebs kann nicht verhindert werden. Das Befolgen dieser Richtlinien könnte jedoch Ihr Risiko senken:

- **Lassen Sie sich regelmäßig Prostatauntersuchungen unterziehen:**

39

Erkundigen Sie sich anhand Ihrer Risikofaktoren bei Ihrem Arzt, wie häufig Sie sich untersuchen lassen sollten.

- **Halten Sie ein gesundes Gewicht**: Informieren Sie sich bei Ihrem Arzt darüber, was für Sie ein gesundes Gewicht ausmacht.

- **Treiben Sie regelmäßig Sport:** Das CDC empfiehlt 150 Minuten pro Woche oder etwas mehr als 20 Minuten pro Tag mäßig intensiver Aktivität.

- **Ernähren Sie sich gesund:** Obwohl es keine einzige Diät gibt, die Krebs vorbeugen kann, können gesunde Ernährungspraktiken Ihnen dabei helfen, insgesamt gesünder zu bleiben. Verzehren Sie Vollkornprodukte, Obst und Gemüse. Vermeiden Sie verarbeitete Lebensmittel und rotes Fleisch.

- **Hör auf zu rauchen:** Vermeiden Sie Tabakwaren. Wenn Sie rauchen, erarbeiten Sie gemeinsam mit Ihrem Arzt ein Programm zur Raucherentwöhnung, um mit der Gewohnheit aufzuhören.

Prognose und Aussichten

Wie sind die Aussichten (Prognose) für Menschen, die an Prostatakrebs leiden?

Wenn Ihr Arzt Prostatakrebs frühzeitig erkennt, haben Sie eine sehr gute Prognose. 99 Prozent der Menschen mit Prostatakrebs, die eine Diagnose erhalten, überleben mindestens fünf Jahre nach der Diagnose.

Wenn Prostatakrebs metastasiert ist oder sich außerhalb der Prostata ausgebreitet hat, sind die Überlebenschancen geringer. Nach fünf Jahren sind 32 % der Patienten mit metastasiertem Prostatakrebs noch am Leben.

Wie behandelbar ist Prostatakrebs?

Ja, wenn es schnell entdeckt wird. Manchmal schreitet Krebs so langsam voran, dass eine sofortige Behandlung möglicherweise nicht erforderlich ist. Prostatakrebs, der nicht über die Prostata hinaus fortgeschritten ist, kann häufig durch eine Behandlung geheilt werden.

Wann sollten Sie Ihren Arzt aufsuchen?

Sie sollten Ihren Arzt anrufen, wenn bei Ihnen Folgendes auftritt:

- Schwierigkeiten beim Pinkeln.

- Häufiges Pinkeln (Inkontinenz).

- Schmerzen beim Pinkeln oder Geschlechtsverkehr.

- Blut in Ihrem Urin oder Sperma.

Fragen sollten Sie Ihrem Arzt stellen

Wenn Sie Prostatakrebs haben, sollten Sie Ihren Arzt fragen:

- Hat sich der Krebs über meine Prostata hinaus ausgebreitet?

- Was ist die beste Behandlung für das Stadium eines Prostatakrebses?

- Welche Risiken und Nebenwirkungen gibt es bei der Behandlung?

- Ist meine Familie gefährdet, an Prostatakrebs zu erkranken? Wenn ja, sollten wir Gentests durchführen lassen?

- Welche Nachsorge benötige ich nach der Behandlung?
- Sollte ich auf Anzeichen von Komplikationen achten?

Prostatakrebs ist bei frühzeitiger Diagnose und Behandlung oft sehr gut behandelbar. Viele Patienten, die eine Diagnose erhalten, obwohl der Krebs noch nicht über die Prostata hinaus fortgeschritten ist, führen nach der Therapie mehrere Jahre lang ein gesundes, krebs freies Leben. Bei einem kleinen Prozentsatz der Menschen kann es jedoch zu einer aggressiven Krankheit kommen, die sich schnell auf andere Körperbereiche ausbreitet. Basierend auf Ihren Risikofaktoren kann Ihr Arzt Sie über das optimale Screening-Programm beraten. Sie können Sie über die wirksamste Vorgehensweise beraten, je nachdem, wie aggressiv oder langsam sich Ihr Krebs entwickelt.

www.ingramcontent.com/pod-product-compliance
Lightning Source LLC
Chambersburg PA
CBHW071012260726

48661CB00007B/2913

9 798887 516911